ETUDE

SUR

LE GOITRE ENFLAMMÉ

ET

SUR LE GOITRE SUPPURÉ

PAR

I. LARDILEY

Docteur en médecine de la Faculté de Paris,
Ancien avocat à la Cour d'appel de Paris.

PARIS

O. DOIN, LIBRAIRE-EDITEUR

8, PLACE DE L'ODÉON, 8.

1881

ÉTUDE

SUR

LE GOITRE ENFLAMMÉ

ET SUR

LE GOITRE SUPPURÉ

ETUDE

SUR

LE GOITRE ENFLAMMÉ

ET

SUR LE GOITRE SUPPURÉ

PAR

I. LARDILEY

Docteur en médecine de la Faculté de Paris,
Ancien avocat à la Cour d'appel de Paris.

PARIS

O. DOIN, LIBRAIRE-ÉDITEUR

8, PLACE DE L'ODÉON, 8.

—

1881

ÉTUDE

SUR

LE GOITRE ENFLAMMÉ

ET SUR

LE GOITRE SUPPURÉ

> « Les arts ne sont encore si accomplis
> « qu'on n'y puisse faire addition. »
> (A. Paré, *OEuvr. compl.*, édit. Malgaigne, t. I.)

INTRODUCTION.

Dire qu'il n'y a rien de plus commun que le goitre, rien de plus rare que son inflammation, serait peut-être trop s'avancer; néanmoins il est avéré que, eu égard à la quantité considérable des goitreux, l'hypertrophie du corps thyroïde ne se complique pas fréquemment d'inflammation. Aussi, ayant eu la bonne fortune de rencontrer à l'hôpital Necker un cas de goitre enflammé, nous avons jugé à propos d'en faire l'objet de ce travail. Nous nous sommes donc attaché à en prendre l'observation fidèle et complète, tout en essayant de mettre en relief les point les plus importants.

C'est la seule observation personnelle que nous puissions offrir ; le hasard n'a pas voulu nous en fournir d'autres, quoique, pour l'aider un peu, nous ayons parcouru plusieurs services de chirurgie et de médecine.

Il était nécessaire, pour établir sur une base solide l'étude du goitre enflammé et suppuré, de placer un certain nombre de cas à côté de celui que nous exposons. En conséquence, nous avons choisi parmi les observations déjà publiées à diverses époques celles qui, par leur réunion, nous ont paru les plus propres à donner une bonne idée du sujet.

Dans notre description nous avons visé particulièrement certains groupes de faits. Ainsi, après avoir examiné avec soin l'étiologie, nous nous sommes surtout efforcé de bien marquer les diverses formes d'inflammation du goitre, avec les phénomènes inhérents à chacune d'elles. Le traitement a également attiré notre attention.

Nous n'avons pas eu la prétention de donner à la question étudiée dans cette thèse tous les développements qu'elle comporte ; notre unique but a été de de l'éclaircir assez pour qu'on pût la bien connaître dans son ensemble.

HISTORIQUE.

Læwenhardt (1) se trompe en disant que la première observation de thyroïdite a été publiée en 1807. Cette observation, due à Zipp, n'avait vu le jour qu'après plusieurs autres.

Sans doute les anciens semblent n'avoir connu que le goitre ordinaire, normal, pour ainsi dire ; l'inflammation de la glande thyroïde, soit saine, soit hypertrophiée, n'a pas frappé leurs regards ; ou bien ceux qui, parmi eux, l'ont rencontrée, par hasard, dans le cours de leur carrière médicale, ne l'ont pas jugée assez intéressante pour devenir l'objet de publications. Ignorance, oubli ou dédain, peu importe.

Pour ne pas sortir du cadre que nous nous sommes tracé, nous allons exposer immédiatement, et le plus succinctement possible, quelques particularités relatives à l'histoire de la thyroïdite entée sur un goitre préexistant, ou plus simplement, du *goitre enflammé* et du *goitre suppuré,*

Il faut arriver au xviie siècle pour voir mentionner cette rare affection. A cette époque, Marc-Aurèle Severin (2) parle d'une guérison de bronchocèle qui vint à suppuration ; et Bonet (3) dit avoir trouvé une matière

(1) Archives générales de médecine, 1844, 4e série, t. V.
(2) De recondità abcessuum naturà. In-4o, Francfort, 1643.
(3) Sepulchretum, t. III.

purulente dans un goitre, sur une jeune personne qui avait succombé à la phthisie pulmonaire.

Mauchart (1), en 1712, publia la curieuse observation d'un goitre enflammé et suppuré, dont la guérison fut parfaite, au point que le cou de la malade était devenu « *adeo gracili ac si bronchocele nunquam laborasset.* »

J.-L. Petit rapporte, lui aussi, dans son Traité des maladies chirurgicales (2), trois exemples de goitre suppuré. Ses observations sont précieuses non seulement par l'abondance des détails, par la clarté et la précision qui les distinguent, mais parce qu'elles nous montrent une thyroïdite dont les allures ne sont pas franches, brutales; on assiste à une évolution lente, à une inflammation chronique. Les faits racontés par J.-L. Petit ne sont pas restés inaperçus ; ils sont cités par les médecins qui ont écrit après lui, à la fin du xviiie siècle et dans le premier quart du xixe. Et ces auteurs, dans le très petit nombre de lignes qu'ils consacrent au goitre enflammé, paraissent avoir eu surtout présents à l'esprit ces cas remarquables, à la vérité, mais nécessairement insuffisants pour donner une idée exacte de cette affection.

En 1780, le chirurgien Hévin (3) dit avoir vu un goitre qui suppura spontanément et se dissipa totalement, parce qu'il se fit une fonte complète de la substance qui le formait.

<hr>

(1) In Naturæ curiosorum Ephemerides.
(2) T. I, p. 211, in-12. Paris, 1774.
(3) Cours de pathologie et de thérapeutique chirurgicales. 1780.

En 1807, Réquem (1) observait à l'hôpital Saint-Antoine de Paris un goitre enflammé d'une manière aiguë, mais qui suffoqua le malade par son volume, avant que la suppuration eût pu s'y établir. Mais cette inflammation surprit un peu Rullier, qui ne croyait qu'à l'inflammation chronique. En effet, cet auteur fait remarquer, à propos du goitre suppuré, que « le nom de goitre phlegmoneux imposé par quelques-uns à cette variété ne lui convient guère, si on fait attention que l'abcès qui survient ici paraît constamment avoir le caractère des abcès froids ou de ceux que produit l'inflammation chronique. »

Trois ans avant l'existence de l'article de Rullier dans le Dictionnaire des sciences médicales, Carron (2) avait signalé quatre cas de goitre enflammé et relaté l'observation de deux d'entre eux.

En 1827, Sacchi (3) avait rassemblé de nombreuses observations sur les diverses altérations du corps thyroïde qui constituent le goitre ; mais au moment de les mettre au jour, il eut connaissance du travail de Walther sur ce sujet. Il en différa donc la publication jusqu'à l'heure où, devenu chirurgien en chef de l'hôpital de Treviglio, il put recueillir de nouveaux faits et les joindre aux anciens. Son mémoire nous apprend que si l'inflammation du goitre entraîne quelquefois des accidents graves, et même la mort, elle amène bien plus

(1) Cité par Rullier, in Dictionnaire des sciences médicales, 1817, t. XVIII.
(2) Journal de médecine de Sédillot, 1814.
(3) Archives générales de médecine, 1833.

souvent la disparition radicale de la tumeur qu'elle avait envahie ; et que les chirurgiens, s'appuyant sur ce résultat de l'expérience, ont, à maintes reprises, employé le séton et appliqué le caustique pour obtenir la guérison du goitre.

Puis vient une période de trente ans, pendant laquelle l'étude de l'inflammation du corps thyroïde hypertrophié est à peu près abandonnée, car elle se réduit à quelques observations égarées çà et là. Les traités classiques de chirurgie mentionnent à peine cette affection et n'en font la matière d'aucun chapitre attrayant. Ainsi Boyer (1) n'en parle que très sommairement. D'ailleurs il exprime, en ce qui concerne l'inflammation, la même opinion que Rullier.

Citons quelques auteurs moins éloignés de nous. Roche, Sanson et Lenoir (2) touchent à peine à la question ; Vidal de Cassis (3) s'inspire entièrement du recueil de Succhi et n'y ajoute rien. Nélaton (4), dans sa Pathologie chirurgicale, est tout à fait sobre de détails.

Cependant Lebert (5) a publié deux cas de goitre suppuré, tous deux pleins d'intérêt.

En somme, les matériaux étaient déjà assez nombreux pour qu'on pût en tirer parti, mais il était indispensable de les rapprocher, de les coordonner.

Bauchet devait bientôt arriver avec son talent judicieux

(1) Traité des maladies chirurgicales et des opérations qui leur conviennent. 4e édition, 1831.

(2) Pathologie médico-chirurgicale. 4e édit., 1844.

(3) Traité de pathologie externe. 3e édit., 1851.

(4) Edit. 1854, t. III.

(5) Physiologie pathologique, t. 1, 1845.

et son esprit méthodique. C'est à lui que revient le mérite d'avoir fait, le premier, sur la thyroïdite et le goitre enflammé, un travail trop longtemps attendu ; il lui avait assigné pour base cinq observations provenant du service de Velpeau et rédigées avec soin. Richard, dans son rapport à l'Académie sur le mémoire de Bauchet, disait : « L'œuvre de notre confrère est une véritable monographie destinée à combler une lacune de nos traités de pathologie. »

Bauchet ne développe pas également les deux parties de son sujet ; bref sur l'inflammation des goitres préexistants, il s'appesantit surtout sur l'inflammation qui débute spontanément dans la thyroïde.

Les jalons posés par Bauchet rendaient la voie facile à suivre. C'est pourquoi, à mesure que de nouveaux cas de thyroïdite sont apparus, l'attention éveillée des observateurs s'est fixée sur le côté intéressant qu'ils pouvaient présenter. Les cas ainsi livrés à la publicité sont relativement assez nombreux.

Parmi les travaux français auxquels ils ont donné naissance, nous citerons la thèse de Martinache (1861), qui a repris et développé l'œuvre de Bauchet. Le même sujet a inspiré les thèses de Rœllinger (1877), de Détrieux (1879), de Simon (1880). Enfin, tout dernièrement (janvier 1881), Pinchaud, dans sa thèse inaugurale, traitait de la thyroïdite suppurée dans la fièvre typhoïde.

Mais dans tous ces travaux l'inflammation du goitre se trouve confondue avec celle du corps thyroïde exempt d'altération ; dans aucun, le sujet que nous avons choisi n'a été traité d'une manière spéciale.

ÉTIOLOGIE.

D'après Virchow (1), chaque espèce de goitre peut subir l'inflammation et la suppuration. Cette possibilité, connue depuis longtemps pour le goitre kystique, a fait naître certaines méthodes de traitement, notamment l'incision et même le passage d'un séton, en vue surtout de provoquer la suppuration.

Causes prédisposantes. — La position superficielle du goitre n'est pas une prédisposition à l'inflammation, à moins qu'il ne soit très volumineux, et se trouve ainsi plus exposé au traumatisme.

L'âge du goitre importe peu aussi.

Son volume, à en juger par les observations, n'a pas d'influence sensible. Dans la plupart des cas le goitre était peu développé ; il avait les dimensions d'un œuf de poule, d'une noix, d'un œuf de pigeon ; quelquefois le malade avait seulement remarqué qu'il avait le cou un peu gros. Il est vrai que Holmes (2), le célèbre chirurgien de Saint-George's Hospital, parle d'une femme de 65 ans, affligée d'un goitre énorme qui descendait plus bas que la ceinture. Ce goitre s'enflamma, puis se rompit spontanément. Le liquide glaireux et strié de sang qui s'en écoula durant un soir et une nuit, fut

(1) Pathologie des tumeurs, t. III.
(2) American Journal of medical Science, janvier 1873.

assez abondant pour remplir des vases dont le volume égalait celui de deux seaux.

La nature du goitre est utile à considérer : ainsi, le goitre kystique est le plus souvent atteint.

Le goitre enflammé frappe de préférence les individus du sexe féminin. Sur 23 cas, nous trouvons 10 hommes et 13 femmes.

Il est impossible de rien dire en ce qui concerne l'âge des individus. Dans un cas de Fleury (de Clermont), il s'agit d'un enfant de 10 ans ; Lebert et Carron citent des individus qui avaient dépassé 50 ans. Sur 18 individus, dont 8 du sexe masculin et 10 du sexe féminin, nous avons trouvé en moyenne, dans le 1er cas, 26 ans ; dans le second, 39 ans. Sur les 10 femmes, 4 étaient à l'âge de retour. Ce qui fait supposer qu'il existe une relation très marquée entre l'utérus et le corps thyroïde (1).

Certaines professions qui exigent des efforts prolongés ou des mouvements forcés de flexion ou d'extension du cou, ont peut-être de l'influence sur le développement de l'inflammation ; mais nous n'en avons aucun exemple, et comme il faut en médecine des certitudes, non des probabilités, nous croyons préférable de ne pas tenir compte de cette cause problématique.

Nous en dirons autant du climat, de l'alimentation et de l'hérédité.

(1) Coindet, l'inventeur de la médication iodée, avait déjà fait cette remarque, si bien qu'il avait eu l'idée d'employer l'iode dans les affections utérines comme dans le goitre.

Le tempérament lymphatique, la débilité native se-raient une cause sérieuse, suivant Fleury. Il cite le cas d'un jeune homme de 15 ans, faible de constitution ; celui d'un enfant de 10 ans, entaché de vice scrofuleux ; enfin le cas remarquable d'un individu âgé de 17 ans, mais d'une santé délicate, d'une constitution tellement faible qu'on lui aurait donné à peine 12 ans.

Mais à côté, on voit des santés robustes n'opposer aucune barrière à l'inflammation du goitre.

Il faudrait peut-être signaler la diathèse goutteuse : Carron parle d'un prêtre hémorrhoïdaire. Ici les con-gestions céphaliques rendent très probables les conges-tions thyroïdiennnes et l'inflammation qui peut en résulter.

Causes déterminantes. — Elles sont moins difficiles à constater que les causes prédisposantes.

On a signalé l'impression vive du froid, surtout chez un individu en sueur. Cette cause est réelle. Dans les observations V et VI nous citons deux exemples de goitre enflammé *a frigore ;* dans un troisième, rapporté par Thirion (1), le refroidissement avait aussi été nettement constaté. Mais il ne faudrait pas, à moins de preuves sérieuses, admettre cette cause dans tous les cas où l'on n'en trouve pas d'autres. Les malades n'ont que trop de tendances, en général, à reconnaître qu'ils ont eu froid, quand même ce serait inexact; il n'est guère de tuberculeux qui n'attribue sa lésion pulmonaire à

(1) Gazette des hôpitaux, 12 avril 1860.

la seule influence d'un *chaud et froid*. Le froid est donc
devenu une cause banale à laquelle on ne doit pas,
sous peine d'erreur et d'ignorance, attacher une im-
portance trop considérable. Quoi qu'il en soit, on comprend sans peine qu'un refroidissement général ou
local détermine une inflammation dans la glande thyroïde hypertrophiée, comme il peut produire une
bronchite, une pneumonie, ou une attaque de rhumatisme articulaire aigu.

Il paraît logique d'admettre aussi l'influence des vio-
lences extérieures, quoique nous ne l'ayons pas rencontrée dans les observations. En tous cas, cette cause
doit être assez rare, à moins que le goître ne soit très
volumineux, parce que la région sous-hyoïdienne est
convenablement protégée par le menton et les pièces
d'habillement qui la recouvrent.

Il y a un genre de violence qu'il ne faut pas omettre,
c'est le traumatisme chirurgical (ponctions, injections)
auquel on a recours pour obtenir la guérison rapide du
goitre. L'inflammation modificatrice que le chirurgien
désire, prend quelquefois les allures d'une phlegmasie intense, très fébrile, et se termine par un abcès.
C'est ce qui est arrivé, pour ne citer qu'un exemple,
à une jeune fille de 16 ans à qui M. le professeur Gosselin (1) avait fait, pour un kyste du lobe gauche du
corps thyroïde, une injection de teinture d'iode. Il n'est
même pas nécessaire pour la production de cette inflammation, que la substance irritante soit introduite

(1) Clinique chirurgicale de la Charité, t. III, 1879.

dans l'intérieur du goitre; on a vu son contact avec la peau amener le même résultat. En prévision de cet accident dont les conséquences peuvent être graves, Boyer (1) recommandait de diminuer la dose proportionnelle d'iode pur dans une pommade iodée, lorsque cette pommade excitait de l'irritation et de l'inflammation à la peau. Il disait même à propos de la médication iodée : « Tout porte à croire qu'elle finira par tomber dans l'oubli. » Combien ses prédictions sont loin d'être réalisées! Chez notre malade (obs. II), la rougeur inflammatoire de la peau n'est apparue qu'après l'usage de la pommade iodée qu'on lui avait prescrite. Y a-t-il eu simple coïncidence? Ou bien la pommade ne doit-elle pas plutôt être incriminée? Nous penchons vers cette dernière hypothèse.

La ménopause est une cause digne d'être notée avec soin. Ce n'est pas à la légère qu'on a appelé âge critique l'époque à laquelle elle fait son apparition. L'organisme est bouleversé par l'arrêt de cette grande fonction, la menstruation. Et, dans ces circonstances, on assiste à la congestion et à l'inflammation du goitre, comme on voit les bouffées de chaleur au visage, la fluxion des seins ou l'acné rosacea. Sans parler des trois femmes citées par Carron, la malade de l'obs. II subissait cette transformation organique qu'entraîne l'utérus, lorsqu'il va cesser d'accomplir son œuvre physiologique. Mais elle était saisie par un autre ennemi, la tuberculose. C'est au début de cette maladie que

____

(1) Loc. cit.

son goitre s'est mis à grossir lentement, mais sans arrêt.
Nous avons donc ici deux éléments : l'invasion tuber-
culeuse, cause principale ; la ménopause, circonstance
aggravante. Et de fait, c'est surtout au moment où la
suspension des règles s'affirmait, que l'affection thyroïdienne s'entourait de signes plus accusés.

On a vu la thyroïdite être provoquée par l'état puer-
péral (Laure) (1), par la variole (Liouville) (2), par les
épanchements sanguins dans le parenchyme thyroïdien
(M. Duplay) (3), par le rhumatisme (Walther) (4), par
l'impaludisme (Hugnier) (5). Ignorant si dans ces cas
il y avait un goitre préexistant, nous nous contentons
d'indiquer ces causes comme probables.

Le goitre suppuré est survenu, à la manière des abcès
métastatiques, dans le cours d'un érysipèle (obs. IX),
et dans la convalescence d'une fièvre thyphoïde (obs. X,
XI et XII).

Il nous reste à signaler les inflammations de voisinage et l'effort.

Comme exemple de goitre enflammé par voisinage,
nous avons celui de l'obs. XIII. Toutefois il n'est pas
inutile de remarquer que cette femme avait 45 ans,
qu'elle était vers l'époque critique, et qu'il ne serait pas
impossible que le mal de gorge et la thyroïdite aient
eu pour origine commune des troubles menstruels. Le

(1) Société des sciences de Lyon, janvier 1873.
(2) Société de biologie, 5e série, t. II, 1870.
(3) Follin et Duplay. Pathologie externe, t. V, p. 169.
(4) et (5) Thèse de Détrieux. 1879.
    Lardiley.

silence de Fleury sur ce côté intéressant de l'histoire de sa malade nous défend de rien affirmer.

Comme goitre enflammé à la suite d'un effort, nous avons celui qui est relaté par Mauchart dans une observation que nous avons cru utile de traduire à cause de son ancienneté et des détails qu'elle renferme (obs. XV). Nous sommes cependant obligé de reconnaître qu'ici l'origine de l'inflammation est un peu difficile à saisir. S'agit-il, comme semble l'indiquer le texte (1), d'un goitre né brusquement d'un effort et qui s'enflamma quelques jours après? N'est-il pas plus simple de penser qu'une légère hypertrophie thyroïdienne existait déjà sans que la malade y eût pris garde? Cette interprétation, si elle est conforme à la réalité des faits, prouve que l'effort a été la cause non du goitre, mais du gonflement inflammatoire d'un goitre préexistant.

Il est bon de dire, en terminant cet examen étiologique, que dans plus d'un cas le goitre s'enflamme et même suppure, sans que la perspicacité du chirurgien ou du médecin parvienne à découvrir la moindre cause.

(1) .... bronchocelem pugni magnitudine contraxerat ex sublevatione graminis madidi in caput. Ante octiduum post rigorem brevem quidem sed vehementem calor prænaturalis totius, sitis, lassitudo enormis, constipatio, anorexia, cephalalgia invaserant. (Mauchart, loc. cit.)

ANATOMIE PATHOLOGIQUE.

La glande thyroïde étant déjà hypertrophiée, ses vésicules et ses vaisseaux sont diversement altérés ; mais à ces altérations s'ajoutent celles qui résultent soit de l'inflammation seule, soit de l'inflammation et de la suppuration réunies.

Par suite de l'inflammation, la thyroïde peut être ramollie et offrir au toucher la sensation d'une fluctuation obscure (Lebert) (1) ; elle est distendue par des liquides. A la coupe, son tissu présente une coloration rouge due à une infiltration sanguine. L'aspect de cette glande est, à proprement parler, celui d'une éponge remplie de sang et de liquide visqueux dans les aréoles. Au microscope, l'épithélium des vésicules, soit cellulaire, soit nucléaire, est en partie granulo-graisseux. Lorsque la résolution n'a pas lieu, l'intensité de la phlegmasie amène une infiltration purulente et des abcès. M. Laboulbène (2) a vu la thyroïde parsemée de petites collections jaunâtres ayant les dimensions d'une tête d'épingle, mais atteignant quelquefois celles d'un pois. Le pus était infiltré dans les lamelles conjonctives interposées aux lobules, et le microscope y décelait des leucocytes abondants. Le savant professeur a con-

(1) Physiologie pathologique.
(2) Éléments d'anatomie pathologique.

staté aussi la présence du pus dans les vésicules mêmes de la glande.

A l'autopsie de la malade de l'observation IX, on a vu le lobe moyen transformé en une poche purulente, à paroi fibreuse, épaisse de 1 à 2 millimètres et renfermant un pus épais, grisâtre et sanguinolent.

Indépendamment des lésions thyroïdiennes, la phlegmasie entraîne indirectement, dans d'autres organes, des altérations plus ou moins considérables. Tels sont l'aplatissement de la trachée, ou sa déviation, quand la compression est unilatérale. La malade de l'observation VII ayant présenté les signes d'une bronchite intense, Lebert constata à l'autopsie, que la muqueuse de la trachée était rouge et injectée, ramollie et gonflée ; au niveau de l'endroit le plus fortement comprimé, elle avait presque 1/2 centimètre d'épaisseur. On a rencontré exceptionnellement les lésions dues à un œdème susglottique (1). Chez une malade de Velpeau le pharynx, l'œsophage et le larynx étaient entourés de pus.

SYMPTOMATOLOGIE.

L'examen des observations que nous rapportons plus loin, et de plusieurs autres que nous avons sous les

(1) Bœckel, cité par Chaboureau. Thèse sur le goitre suffocant et la trachéotomie comme cure palliative de cette affection. Strasbourg, 1869.

yeux, nous autorise à admettre deux espèces d'inflammation : l'une est aiguë; l'autre chronique. C'est en
nous appuyant exclusivement sur ces observations que
nous décrirons les symptômes. Nous n'en ferons qu'un
énoncé rapide, mais aussi exact que possible.

Les symptômes varient avec le genre d'inflammation.

INFLAMMATION AIGUE. — Elle se présente avec les qua-
tres caractères fondamentaux de l'inflammation en
général : *rubor et tumor cum calore et dolore*. Mais il faut
y ajouter ceux qu'elle emprunte à la région et à la nature de l'organe lésé.

Nous diviserons les symptômes en : 1° symptômes locaux, 2° symptômes de voisinage, 3° symptômes généraux.

Symptômes locaux. — La douleur est assez souvent le
premier phénomène qui révèle l'invasion de la phlegmasie. Extrêmement variable dans son intensité et dans
ses caractères, elle est tantôt forte, tantôt faible ; profonde, sourde ou lancinante, pulsative, constrictive, ten-
sive, ou bien c'est comme une sensation de brûlure que
le malade éprouve au-devant du cou.

Suivant la situation du lobe enflammé, la douleur
siège sur la ligne médiane ou sur les parties latérales,
ou partout à la fois, au-dessous du larynx et même au-
dessus ; ainsi, la malade de l'observation II souffrait au
niveau de l'os hyoïde. Elle s'exagère par la pression,
par les mouvements spontanés ou communiqués, et

surtout par la contraction des muscles extenseurs. Le patient incline légèrement le cou en avant, afin d'en relâcher les muscles antérieurs.

La tuméfaction précède quelquefois la douleur, mais elle peut se montrer en même temps ou la suivre de près. Le gonflement une fois effectué, le goitre peut être comparé par son volume à une orange, au poing, à une tête de fœtus à terme. Cette tumeur occupe donc une étendue plus ou moins grande de la région sous-hyoïdienne, commençant fréquemment à l'os hyoïde, pour finir à la fourchette sternale, limitée latéralement par les sterno-mastoïdiens ou s'engageant au-dessous d'eux. Globuleuse ou ovoïde, elle est ordinairement dure, lisse, nettement circonscrite dans sa partie antérieure, adhérente aux tissus sous-jacents et à la peau qui la recouvre. Il n'est pas toujours possible de lui imprimer de déplacement latéral, tandis qu'elle suit les mouvements d'ascension et de descente du larynx et de la trachée.

Presque toujours la peau qui recouvre la tumeur a perdu son aspect naturel; elle offre une coloration variant du rose au rouge sombre, en passant par les nuances intermédiaires. Cette rougeur est diffuse; chez notre malade, elle disparaissait à la pression et laissait une teinte jaunâtre comme dans l'érysipèle.

Même lorsque la suppuration n'existe pas, ou pour mieux dire, paraît ne pas exister, l'inflammation peut déterminer un œdème plus ou moins prononcé (obs. IV).

Il y a une élévation marquée de la température locale; la main perçoit aisément cette augmentation de chaleur, le malade lui-même en a conscience.

Symptômes de voisinage. — L'observation II nous montre des ganglions cervicaux engorgés, de la douleur au niveau de l'insertion supérieure du trapèze gauche et même dans toute la nuque. Dans le cas de Thirion, les douleurs se propagèrent à l'épaule et au bras. Cette propagation se fait évidemment par l'intermédiaire des filets nerveux.

La tumeur comprime la trachée et l'œsophage. D'où gêne et douleur dans la déglutition, dyspnée peu accusée dans certains cas, mais constituant, dans d'autres, une véritable asphyxie (obs. VII). La dyspnée s'accroît quand le malade est dans la position horizontale, et on l'a vu s'astreindre à rester assis dans son lit. Quelques-uns éprouvent, surtout la nuit, une suffocation qui peut être continue, mais ce n'est pas la règle; le plus souvent, elle apparaît par accès. M. le professeur Gosselin (1) pense que dans ces cas le nerf récurrent est comprimé par la tumeur; L. Türck (2), sans recourir à ce mode d'explication, ne reconnaît là qu'une exagération des phénomènes de compression survenant sous l'influence d'un état catarrhal surajouté. Cette dernière interprétation est la meilleure, si l'on peut du moins en juger par l'observation II, où l'on constate d'une façon

(1) Société de chirurgie, 25 octobre 1848.
(2) Cité par Berger. In Archives de médecine, juillet, août et octobre 1874.

positive que la suffocation suit pas à pas la toux bronchique, augmentant et diminuant avec elle.

La compression du tube respiratoire produit également du cornage.

La voix est rarement altérée dans son timbre ; dans 3 cas seulement sur 22, il y avait de la raucité; dans un quatrième cas, où cette raucité existait, il n'était pas certain qu'elle dépendît de la même cause (obs. IV).

Le sterno-mastoïdien est quelquefois dévié et refoulé en arrière, soulevé et bridant la tumeur, l'observation VI nous le montre comme contracturé.

Chez quelques malades, comme Carron l'avait déjà noté, il y a de la dilatation veineuse; cette dilatation résulte peut-être plus de la gêne respiratoire que de la compression des veines profondes du cou.

Symptômes généraux. — Ils précèdent, accompagnent ou suivent l'inflammation. Une femme de 45 ans, citée par Thirion, avait ressenti, avant la douleur thyroïdienne, de la raideur dans le cou, de la céphalalgie, de l'embarras gastrique ; plus tard la céphalalgie devint plus vive et il y eut une légère épistaxis. Quelquefois c'est une hémoptysie qui ouvre la scène (obs. IV). Dans le cas de Mauchart, il y eut, à un certain moment, un violent accès de fièvre, de l'anorexie, de la constipation, une lassitude excessive. On observe quelquefois de la congestion de la face, des bourdonnements d'oreille, des battements artériels dans le cou ou dans les tempes.

La fièvre due à l'inflammation a atteint 38,6

(obs. X); dans l'observation XI, le thermomètre était monté à 39,4 et le pouls battait 116 fois. Lorsque les phénomènes n'ont qu'une acuité moyenne, la température reste à 37° et même au-dessous (obs. II).

Disons, pour terminer, que l'organisme peut être profondément altéré. Ainsi, la malade de Holmes (1) était plongée dans une anémie et une émaciation extrêmes. Mais pouvait-il en être autrement, avec un goitre qui continua à se développer après avoir été gros comme une courge de bonne dimension (*good-sized pumpkin*).

Inflammation chronique. — Ici les phénomènes ont moins d'éclat, ils n'ont plus cette allure vive et parfois effrayante qui caractérise la forme aiguë de l'inflammation. Entre les symptômes qui viennent d'être passés en revue et ceux que nous allons dépeindre, il y a une différence analogue à celle qui existe entre les signes des abcès chauds et ceux des abcès froids.

L'observation I, de J.-L. Petit, nous indique clairement les manifestations peu intenses de la phlegmasie chronique. C'est cette observation que nous prenons avant tout pour modèle, mais nous regardons aussi comme une inflammation chronique celle qui avait atteint la malade de l'observation II. Cependant, à une certaine époque, des phénomènes aigus s'établirent; c'est ce qui explique pourquoi nous avons plus d'une

(1) Loc. cit.

fois cité cette dernière observation dans l'exposé des symptômes de l'inflammation aiguë.

Le premier signe qui frappe l'attention de l'individu porteur du goitre, c'est le gonflement de la tumeur qui, depuis un temps plus ou moins long, était stationnaire, ou bien ne grossissait que pendant les efforts et à l'occasion d'impressions morales, la colère surtout (notre malade avait fait cette remarque). Mais la tumeur reprenait bien vite son état habituel. Le gonflement s'opère d'une manière lente, du moins au début, car, dans la suite, il peut y avoir un accroissement subit dû, par exemple, à un épanchement sanguin. C'est en effet ce qui paraît être arrivé au chirurgien Desforges, qui s'était confié aux soins de J.-L. Petit. Ce gonflement dure plusieurs mois et même plusieurs années, jusqu'à ce que la nature ou un traitement approprié apporte une solution quelconque.

La consistance du goitre ne reste pas la même pendant toute la durée de l'inflammation. Chez une *demoiselle de province* observée par J.-L. Petit, la tumeur était tantôt dure, tantôt molle; celle que portait son confrère Desforges se ramollissait à mesure que ses dimensions augmentaient. Nous verrons, en parlant du goitre suppuré, à quelle cause doit être rattachée cette mollesse.

La peau garde sa coloration naturelle, et l'on n'a pas signalé d'hyperthermie locale.

La douleur spontanée est un phénomène constant, mais elle est ordinairement peu prononcée et consiste en quelques élancements; de plus, elle ne se fait sentir

que de temps à autre. Les intervalles, éloignés d'abord,
se rapprochent à mesure que la tumeur fait des progrès.
Chez notre malade, le phénomène douleur était plus
accentué, grâce aux troubles divers engendrés par la
tuberculose ; néanmoins ce symptôme s'atténuait assez
pour lui permettre de reprendre ses occupations. Il se
modifia plus tard avec les autres signes de l'inflammation chronique, mais la cause résidait dans une poussée subaiguë née surtout de l'irritation locale produite
par un topique irritant.

Les mouvements de déglutition ne s'exécutent pas
aussi librement qu'à l'état normal ; ils sont d'autant
plus pénibles que la tumeur est plus volumineuse.
Cette difficulté dans la déglutition n'est probablement
pas causée par le soulèvement du larynx pendant le
deuxième temps, mais par la compression de l'œsophage. On s'explique ainsi pourquoi notre malade souffrait lorsqu'elle prenait des aliments solides, tandis que
le bouillon passait sans peine, et qu'elle avalait sa salive avec la plus grande facilité et sans s'en apercevoir.

La fonction respiratoire n'est pas toujours troublée,
mais elle peut l'être si le goitre dépend du lobe moyen, et
surtout s'il s'enfonce en arrière du sternum. Si la toux survient, la gêne respiratoire s'accuse plus fortement.
L'inflammation chronique ne semble pas avoir de
retentissement marqué sur les fonctions digestives ; il
n'y a pas de fièvre, ni de faiblesse ; en un mot, l'état
général est satisfaisant.

Goitre suppuré. — L'inflammation, qu'elle soit aiguë ou chronique, aboutit ordinairement à la suppuration, à moins qu'un traitement bien dirigé n'y ait mis obstacle.

Les symptômes qui annoncent la suppuration sont locaux ou généraux.

Symptômes locaux. — La douleur plus ou moins vive de la période inflammatoire devient plus intense, et le goitre est le siège d'élancements dont l'acuité empêche parfois le sommeil. Dans la forme chronique ces élancements n'apparaissent que de temps à autre, comme nous l'avons dit précédemment. Quelquefois peu accentués et à peine incommodes, on les voit, dans d'autres circonstances, fatiguer et inquiéter assez le malade pour qu'il se décide à réclamer des soins. Ils sont dus au travail de suppuration, travail lent ou rapide suivant les cas. Mais selon nous, ils se rencontrent aussi dans la phase purement inflammatoire, et ne sont alors qu'un caractère particulier de la douleur que nous avons placée au nombre des symptômes de l'inflammation aiguë.

Les pulsations artérielles, si elles n'étaient déjà perçues, font leur apparition. Ce phénomène est, du reste, inconstant.

L'hyperthermie locale s'exagère, excepté dans la suppuration à marche lente, où elle fait totalement défaut. Il serait plus prudent de dire qu'ici elle n'est pas appréciable à la main, mais le thermomètre appliqué localement donnerait-il les mêmes résultats ? Il y a lieu de supposer qu'on n'a jamais, dans l'espèce, usé de ce moyen de contrôle.

L'œdème se déclare; il est presque caractéristique de la suppuration. Mais il s'est montré dans deux cas où l'on n'a pas constaté la présence du pus (obs. ii et IV).

La tumeur se ramollit en un de ses points et devient fluctuante. Le ramollissement peut, après des poussées successives, gagner le goitre tout entier (obs. I). La fluctuation n'est pas toujours très manifeste, soit à cause de l'épaisseur de la poche qui contient le pus, soit à cause de la difficulté d'examen occasionnée par l'extrême sensibilité de la partie malade. Il arrive, en effet, qu'elle ne supporte pas la pression du doigt.

La peau n'offre quelquefois aucun changement de coloration; chez la malade de l'observation XIII, elle était violacée.

Symptômes généraux. — Ils consistent surtout en frissons irréguliers et passagers.

L'abcès formé, les symptômes locaux ne semblent pas s'atténuer d'une façon sensible, pas plus que les symptômes généraux, excepté dans le cas de Thiriou. Mais nous avouons que sur ce point les observations sont peu explicatives.

Lorsque l'intervention chirurgicale est trop différée, le pus se fait jour à travers la peau qui s'est amincie, puis perforée. Alors naissent des fistules longues à s'oblitérer et susceptibles, si elles ne se tarissent pas, de jeter le malade dans un affaiblissement assez grand pour causer la mort

Le pus est souvent de mauvaise nature (Bauchet), mal lié, sanieux, grisâtre ou roussâtre, principalement s'il est consécutif à l'inflammation chronique ; mais dans bon nombre de cas il est franchement phlegmoneux, bien lié, bien cuit, suivant l'expression de Mauchart. Il s'agit alors d'une inflammation aiguë. Notons pourtant que, dans un cas, du pus phlegmoneux s'est écoulé à l'ouverture d'un goitre dont l'inflammation avait présenté des phenomènes analogues, sinon identiques, à ceux de l'inflammation chronique (obs. XIII).

Le pus est quelquefois aussi mélangé d'un liquide sanguinolent ; en outre, il peut répandre une odeur fort désagréable. Cette fétidité existe tantôt au moment même où l'incision est pratiquée, tantôt plus tard. Dans le premier cas, elle signifie que le pus est naturellement de mauvaise qualité ; dans le second, elle est liée à un séjour prolongé de cette matière dans la cavité qui la renferme. Et si l'écoulement est lent et incomplet, c'est uniquement parce que l'orifice de sortie est trop étroit et qu'on a négligé les lavages ou les injections désinfectantes.

Le goitre suppuré s'est, dans un autre cas, creusé de profondes crevasses, dont les parois étaient couvertes de granulations rougeâtres (obs. VIII). Chez la jeune femme qui succomba à l'infection purulente (obs. IX), il diminua beaucoup de volume sous l'influence de cette terrible complication.

MARCHE. — DURÉE. — TERMINAISON.

Longue et paisible dans les cas chroniques, la marche de l'inflammation est vive et rapide dans les cas aigus. Il est impossible d'établir avec précision la durée de l'inflammation chronique ; elle varie de plusieurs mois à plusieurs années ; celle de l'inflammation aiguë peut être évaluée approximativement. Les malades des observations X et XI s'étant trouvés à l'hôpital, au début de leur affection thyroïdienne, nous sommes, en ce qui les concerne, en mesure de fournir des chiffres précis. Chez le premier malade, les symptômes caractéristiques de l'inflammation ont précédé de huit jours le moment où la présence du pus a été constatée nettement. Chez la malade de l'observation XI la fluctuation n'a été sentie qu'au bout de onze jours, mais les premiers indices de la suppuration existaient déjà depuis plusieurs jours. En nous appuyant sur ces observations et sur quelques autres, nous assignerons à la période inflammatoire une durée de huit à quinze jours.

En ce qui regarde le goitre enflammé, la guérison est survenue quelquefois dans l'espace de deux à trois semaines ; dans d'autres cas elle s'est fait attendre un ou deux mois.

En résumé, la marche est d'autant plus rapide, la durée d'autant moindre que l'inflammation est plus intense.

Pour ce qui est du goitre suppuré, la guérison, dans les cas les plus favorables, arrive un mois après les premiers signes de l'envahissement phlegmasique du goitre ; mais, d'ordinaire, on ne l'obtient qu'au bout de deux mois et même davantage. Le malade de Lebert (obs. VIII) a subi la suppuration pendant plus d'une année.

Le goitre enflammé guérit presque toujours. La mort, tout à fait exceptionnelle, peut être due à l'asphyxie par compression de la trachée. Ainsi succomba une malade de Velpeau, quatre jours après une injection iodée dans un goitre kystique.

Lorsque la guérison doit être le terme de la maladie, la tumeur s'affaisse peu à peu, en même temps que la rougeur s'efface ; les mouvements de déglutition et la fonction respiratoire sont moins entravés ; enfin, le mieux continuant, le goitre se réduit à un volume qui se rapproche de son volume primitif, au point de lui être parfois égal ou même inférieur. C'est la terminaison par *résolution*.

Dans d'autres cas, pendant que l'inflammation rétrograde, la consistance des tissus s'accroît et la tumeur n'est plus qu'un noyau dur. C'est la terminaison par *induration*.

La *suppuration* constitue un troisième mode de terminaison. Nous avons déjà parlé du goitre suppuré, mais nous en dirons encore quelques mots. Laissant de côté les cas dus au traumatisme chirurgical, nous voyons que, malgré le traitement, la suppuration s'est emparée du goitre 16 fois sur 26 cas, 4 fois elle s'était montrée à la suite d'une maladie infectieuse.

Le plus souvent, pendant que le pus s'écoule, il se produit à l'intérieur de l'abcès thyroïdien dés bourgeons charnus destinés à en oblitérer la cavité. Si la cicatrisation tarde à se faire, il y a formation de fistules.

Dans l'observation XII, de petits lambeaux de la tumeur s'étaient sphacélés. C'est la terminaison par *gangrène*.

COMPLICATIONS.

Nous toucherons à peine aux complications, au diagnostic et au pronostic, parce que ces parties du sujet ont été largement développées dans le mémoire de Bauchet et dans les thèses désignées à l'index bibliographique.

Les principales complications sont : la mort par compression des voies aériennes ; la phlébite qui tient, d'après Cruveilhier, à la grande vascularité de la thyroïde ; la longue durée de la suppuration ; la suppuration diffuse ; l'issue du pus dans le médiastin antérieur (1 cas Lücke), l'ouverture de l'abcès dans la cavité pleurale (1 cas Lebert), dans le médiastin postérieur (1 cas Lebert), dans le larynx (1 cas Lebert), dans la trachée (1 cas Kocher), dans l'œsophage (2 cas Kocher) (1); enfin, l'infection purulente (obs. IX).

(1) Boursier. Thèse d'agrégation, 1880.

Lardiley.   3

DIAGNOSTIC.

Le diagnostic est, en général, facile. L'existence d'un goitre antérieur l'éclairera surtout. Ces commémoratifs étant connus, une tumeur douloureuse, et souvent rouge, siégeant dans la région sous-hyoïdienne, et suivant les mouvements d'ascension du larynx, pendant la déglutition, doit faire penser à un goitre enflammé.

On songera à la suppuration lorsque les symptômes locaux ou généraux s'aggraveront ; la fluctuation sera recherchée avec soin, parce qu'elle est souvent obscure ; pour la découvrir, on devra fixer la tumeur d'une main, pendant qu'on pressera avec un doigt de l'autre main.

Pour savoir si l'on a affaire à un goitre parenchymateux ou à un goitre kystique, on se rappellera que dans cette dernière variété la forme est ordinairement plus irrégulière, qu'il y a des bosselures tantôt médianes, tantôt latérales, quelquefois bilatérales ; mais disons tout de suite qu'il est à peu près impossible de reconnaître ces caractères pendant la période active de l'inflammation, parce qu'alors la tumeur est souvent lisse et régulière en apparence. L'œdème, s'il existe, rend le diagnostic encore plus délicat.

Le goitre kystique suppuré pourrait être confondu avec un carcinome thyroïdien compliqué de kyste. Tel est le cas rapporté par M. Péan (1). Il s'agissait d'une vieille femme qui avait eu dans sa jeunesse un goitre dont elle guérit. Trente ans plus tard, elle eut un nouveau gonflement de la thyroïde, avec des signes analogues à ceux de l'inflammation (dyspnée, céphalalgie, etc.). A son entrée à l'hôpital, elle présentait dans la région sous-hyoïdienne une tumeur irrégulière, bosselée, recouverte d'une peau rougeâtre, violacée par places ; veines du cou très dilatées, fluctuation douleuse dans presque toute l'étendue de la tumeur, et, bien que ce fût un carcinome, pas d'adhérence à la peau, pas de ganglions envahis. On comprend qu'en pareille occurrence on ne doit pas, sans s'exposer à l'erreur, faire un diagnostic précipité.

PRONOSTIC.

Le goitre enflammé n'offre pas, sauf quelques exceptions, de dangers bien sérieux. Le pronostic est plus sévère dans les cas de goitre parenchymateux, la compression qu'il détermine étant plus forte que celle qui provient du goitre kystique.

Le goitre suppuré est, selon nous, moins grave qu'on

(1) Leçons de clinique chirurgicale, professées pendant les années 1875 et 1876.

ne l'a cru jusqu'à présent. En effet, sur 18 cas, y compris les deux cas de Gosselin consécutifs à une injection iodée, un seul a été suivi de mort.

Enfin, la suppuration est quelquefois un bienfait, en ce sens qu'on l'a vue faire disparaître entièrement le goitre qu'elle avait envahi.

TRAITEMENT.

Goitre enflammé. — Il y a deux conditions à remplir : 1° combattre le travail inflammatoire ; 2° éviter la suppuration.

Pour atteindre ce double but, on fait *loco dolenti* une application de sangsues qu'on renouvellera au bout de trois ou quatre jours, si les phénomènes inflammatoires persistent. Si la phlegmasie est intense et l'individu vigoureux, on peut s'adresser à la saignée générale (Bauchet). On administrera ensuite des purgatifs légers. Si les douleurs sont vives, s'il survient de l'anxiété, de l'agitation, les opiacés sont nécessaires. Dès le début, on doit faire des frictions d'onguent napolitain simple ou belladoné sur le cou et le recouvrir de cataplasmes. Chez notre malade, les cataplasmes ont suffi à amener le travail de résolution ; ce résultat est remarquable, surtout si l'on se rappelle que le goitre présentait toutes les apparences de la suppuration. Nous n'osons pas dire cependant qu'il y a eu résorption du pus, puisque sa présence même n'a pas été vérifiée.

Si, au bout d'une semaine, l'inflammation n'a pas diminué sensiblement, on n'hésitera pas à employer les vésicatoires volants répétés.

Lorsque la résolution s'opère, on l'active par des frictions avec une pommade à l'iodure de potassium, ou plus simplement et d'une manière plus efficace, par l'application de coton iodé.

Lorsque par ces moyens thérapeutiques on ne parvient pas à produire une résolution complète ; qu'il reste encore, s'il s'agit d'un kyste, une petite poche dans laquelle la fluctuation indique la présence d'un liquide, on pourrait peut être, comme le veut Bauchet, faire une ponction suivie d'une injection iodée. Cet expédient réussit fort bien quelquefois. L'observation XIV le prouve surabondamment.

Kocher (1) essaye de prévenir la suppuration, ou du moins les accidents infectieux par des injections interstitielles d'acide phénique à 5 0/0. La principale complication étant, comme nous l'avons dit, la mort par asphyxie, Kocher veut qu'on se tienne prêt à l'empêcher au besoin par la trachéotomie. Mais il ne faut pas se dissimuler que cette opération offre peu de chances de succès. En effet, il arrive qu'on ne peut trouver la trachée, parce qu'elle est déviée, ou bien que la lésion de vaisseaux énormément dilatés se traduit par une hémorrhagie mortelle. Dans d'autres cas, on cherche en

(1) Traitée de la thyroïdite aiguë. Berlin, Klinisch.

vain à introduire la canule, ou bien, la canule introduite, la respiration ne se rétablit pas ; c'est ce qui a lieu si la compression siège au-dessous du point trachéotomisé.

Nous sommes d'avis que le meilleur traitement à opposer à l'inflammation chronique doit consister en badigeonnages iodés. Il est bon de veiller à ce que la quantité d'iode appliquée ne soit pas assez grande pour enflammer la peau, car on irait alors contrairement au but qu'on se propose d'atteindre. Ce serait un moyen certain de faire naître dans toute la tumeur une phlegmasie, peut-être violente, et dont les conséquences pourraient devenir fatales.

Si les élancements sont pénibles, il sera utile, comme dans le goitre enflammé d'une manière aiguë, d'appliquer des cataplasmes émollients.

Goitre suppuré. — Lorsque, malgré ce traitement médical, l'inflammation a abouti à la suppuration, le véritable rôle du chirurgien commence. Il est nécessaire de donner issue au pus. Mais quelle est la meilleure méthode à suivre ?

Rullier approuvait J.-L. Petit d'avoir employé la ponction avec un trocart. On se ménage ainsi, disait-il, la ressource de pouvoir injecter dans la cavité du goitre quelque liqueur excitante, telle que l'alcool étendu d'eau.

Il prétendait aussi qu'en appliquant la pierre à cautère sur la partie la plus déclive et la plus ramollie du goitre, on avait le double avantage d'en vider le foyer et de porter sur les parois de celui-ci le principe d'une irritation plus ou moins salutaire. Mais il ne voulait pas du caustique pour toutes les variétés de goitre.

Le séton a été préconisé et employé longtemps. Mais il a le très sérieux inconvénient de ne pas permettre au pus de s'écouler avec assez de facilité et de rapidité.

La ponction capillaire avec un appareil aspirateur est un moyen bon assurément, mais un peu trop médical : c'est un mode de traitement plutôt palliatif que curatif.

Il faut aller plus loin et ne pas craindre de s'adresser à l'incision, non à la petite incision que Bauchet conseillait, mais à une incision longue et profonde. Elle seule est capable de fournir au pus une issue convenable. Mais à côté de ses avantages, elle présente un danger qui n'est pas à dédaigner : c'est l'hémorrhagie. Pour l'éviter dans la mesure du possible, il est nécessaire d'inciser la peau et les tissus qui recouvrent la tumeur, couche par couche, et sur la ligne médiane. Lorsqu'on arrive sur le kyste (nous nous plaçons au point de vue d'un kyste suppuré, puisque c'est le cas le plus commun), pour empêcher que l'hémorrhagie née des parois kystiques s'infiltre dans le tissu cellulaire du cou, on doit prendre certaines précautions.

Ainsi Lücke (1) recommande de n'inciser la poche qu'après avoir suturé les parois du kyste au bord de la peau. Quand le sang vient non des bords de la plaie,

____

(1) Cité par Boursier.

mais du fond, il faut inciser très lentement la poche
et la bourrer immédiatement de charpie. C'est ce que
faisait Fleury. Si malgré cela le kyste saigne, on le
tamponne avec de la charpie imbibée de liquide hémo-
statique.

Lorsque, après l'ouverture du kyste, il y a tendance
à la cicatrisation, on pensera à la rétention possible du
pus. Il suffit de placer un drain dans la plaie, avant
que l'ouverture soit trop rétrécie, pour se mettre à
l'abri de ce grave inconvénient.

Dans tous les cas, il faut faire dans la plaie des injections détersives et appliqner un pansement antisep-
tique.

Lorsqu'il existe des fistules, la meilleure conduite à
tenir est, d'après M. le professeur Gosseliu (1) d'agran-
dir l'orifice cutané avec le bistouri ou la laminaire, et
de pratiquer des injections de teinture d'iode très étendue d'eau. De temps à autre, on portera dans le trajet
et dans la poche un crayon d'azotate d'argent.

La suppuration diffuse et les fusées purulentes seront
traitées comme les abcès profonds du cou (Duplay) (2).

(1) Loc. cit.
(2) Pathologie externe, t. V.

OBSERVATIONS.

Observation I (de J.-L. Petit). — Sur un cas de goitre avec inflammation chronique et suppuration. Guérison.

Mon épouse, après une couche suivie d'un gros rhume qui la fit tousser plus d'un mois, s'aperçut d'une tumeur au cou, au-dessous du cartilage thyroïde : elle était mollette, et ne lui causait aucune douleur ; elle resta même long-temps sans grossir au point d'être aperçue par d'autres que par elle ; il est vrai que la graisse la cachait en partie. Au bout de quatre ou cinq ans, devenue plus considérable, elle commença d'inquiéter la malade : on appliqua tous les remèdes usités. De temps en temps je touchais cette tumeur sans y trouver de changement ; elle était toujours dure, sans douleur, mais augmentant de grosseur. Un jour, se plaignant qu'elle sentait quelquefois des élancemens assez vifs, je crus y apercevoir un point moins résistant ; quelques jours après, ayant touché le même endroit, j'y trouvai un peu plus de mollesse, et je commençai d'espérer que peu à peu et de proche en proche, cette mollesse augmentant, on pourrait obtenir un amollissement général. Cette tumeur fut cependant encore cinq ou six ans presque dans le même état ; les élancemens devenant plus fréquens, elle augmentait de grosseur, et quelquefois je n'y retrouvais plus cette mollesse sur laquelle je fondais toutes mes espérances ; heureusement, excepté quelques élancemens que la malade y sentait de temps en temps, elle n'avait point de douleurs suivies ; mais elle commençait à se plaindre de la difficulté d'avaler, qui cependant n'était pas continuelle ; enfin, après plusieurs années, la tumeur parvint à s'amollir, et j'y apercevais une fluctuation à faire juger qu'il y avait déjà plus d'une chopine de fluide amassé ; mais je ne jugeai pas à propos d'évacuer ce fluide, parce que la circonférence de la tumeur était encore fort dure. D'ailleurs la malade ne souffrait point ; elle buvait, mangeait et vaquait à toutes ses affaires dans la maison et hors la maison ; enfin, à force de patience, la tumeur devint uni-

versellement molle ; et, comme la difficulté d'avaler augmentait,
je me déterminai à faire l'opération que j'avais méditée sans lui
dire précisément le jour. Je mandai MM. Boudou, Malaval et plusieurs autres de mes confrères qui avaient vu et examiné la tumeur
plusieurs fois dans les différents degrés de son accroissement. Je
leur déclarai mon dessein ; l'ayant approuvé, nous entrâmes chez la
malade ; je la fis asseoir dans un fauteuil, lui faisant tenir la tête
ferme, appuyée sur un oreiller : alors, appuyant une de mes mains
sur la tumeur pour en augmenter encore la tension, de l'autre je
la perçai, dans le lieu le plus déclive, avec une espèce particulière
de trocart. Il sortit environ une pinte de matière, qui était tout au
plus la moitié de ce qui y était contenu ; j'en retirai autant douze
heures après, et le lendemain il en sortit encore plus d'une chopine ; et, comme l'ouverture avait environ 8 lignes de longueur,
je ne mis plus rien dans la plaie, et laissai couler la matière à son
gré. Cette matière était mêlée : il y en avait de blanchâtre, de sa-
nieuse, de grise, de consistance et couleur d'huile, mais il n'y avait
aucun grumeau ; tout pouvait passer par la plaie sans difficulté,
et tout y passa effectivement, diminuant de quantité à chaque pansement : le huitième ou dixième jour la source fut tarie ; il n'y eut
plus qu'un suintement de matière lymphatique en fort petite quantité, qui cessa peu après. La plaie se consolida, et la malade fut
guérie de cette maladie, qui avait duré plus de vingt-cinq ans.

Obs. II (Personnelle). — Goitre kystique enflammé. Résolution.

Amélie Turpin, âgée de 47 ans, ouvrière à la manufacture des
tabacs, entre le 1er février 1881, à l'hôpital Necker, salle Sainte-
Cécile, service de M. le professeur Guyon.

La malade a une taille un peu au-dessous de la moyenne, des
yeux petits ; elle est en même temps microcéphale : néanmoins elle
paraît posséder une intelligence ordinaire. Née à Paris, elle n'a jamais quitté cette ville. Réglée à 15 ans, sans difficulté ; mariée à
22 ans, elle a eu deux enfants venus à terme.

Plusieurs années après sa première couche, elle s'aperçut un jour
qu'elle ne pouvait boutonner son col (elle mettait rarement un

col). Surprise, elle examina son cou et constata, à la partie antérieure et médiane, l'existence d'une grosseur. C'était un goitre ; peu
volumineux, ni rouge, ni douloureux, il s'est accru dans la suite,
mais lentement, et n'a jamais acquis de grandes dimensions. Au
dire de la malade, il était lisse, dur, et ressemblait à un petit
œuf.

La cause de ce goitre n'est pas connue ; la malade était bien réglée, son travail n'exigeait ni flexion, ni extension forcée du cou ;
pas de goitreux ni de crétins parmi ses parents ; elle n'a été atteinte
d'aucune affection grave, soit avant, soit après l'apparition de cette
tumeur ; pas nerveuse, pas scrofuleuse, jamais de douleurs rhuma-
tismales ou autres. L'existence du goitre ne modifia en rien l'état
de sa santé ; elle avait de l'embonpoint, son teint était frais et co-
loré ; la respiration était tout à fait libre. Il y a 7 ou 8 ans, elle
avait fait inutilement sur son goitre des badigeonnages iodés.

Mais il y a environ six mois, un changement considérable se
manifesta ; elle remarqua qu'elle était moins robuste que de cou-
tume, que ses jambes étaient faibles, vacillantes. Elle commença à maigrir, et ses règles cessèrent d'être régulières,
Le cou grossissait et la face était congestionnée ; il y avait de la toux
et de la gêne respiratoire, surtout la nuit. Pas d'hémoptysie. La
vue perdait sa netteté, la malade ne distinguait pas les points de
couture et se piquait les doigts. Comme son genre de vie était resté
le même, qu'il n'y avait pas eu d'excès de fatigue, pas de refroidissement, pas de chagrins, elle ne savait à quoi attribuer cet affaiblissement et cette augmentation de volume du goitre.

Dans les premiers jours de décembre, nouveau changement.
L'appétit diminua en même temps qu'apparaissaient de la céphalalgie, des douleurs dans le dos et dans l'estomac. La souffrance
gastrique était assez vive pour gêner la malade dans la marche et
l'obliger même à s'asseoir. Elle eut pendant une huitaine de jours
une diarrhée assez abondante, qui cessa après l'administration d'un
purgatif. Mais elle conserva de la fièvre, de la céphalalgie, des
courbatures générales. Ne se trouvant plus capable d'accomplir sa
tâche accoutumée, elle se décida à rester dans sa chambre, mais
non au lit.

Une quinzaine de jours plus tard (vers le 25 décembre), elle sen-
tit de la douleur au cou, les mouvements de déglutition étaient

incommodes et pénibles, à tel point qu'elle abandonna les aliments
solides. Pendant cinq jours, elle se contenta de boire du bouillon.
Le sixième jour, la douleur s'étant apaisée, elle put de nouveau
manger. Mais elle s'aperçut que son goitre prenait de l'accroissement et présentait une sensibilité voisine de la douleur. Le cou
n'avait été exposé à aucune violence, à aucune constriction. Malgré
la complication qui était survenue, la malade n'eut recours à aucun traitement, elle se remit même au travail ; elle fit sa nourriture
de substances liquides ou solides, selon que la déglutition s'opérait
avec ou sans douleur. Elle affirme que la salive était toujours dé-
glutie sans peine. Cependant le goitre grossissait insensiblement,
sans que la peau se couvrît de la moindre rougeur.

Vers le 17 ou le 18 janvier, de petits frissons accompagnés d'anorexie et d'une soif vive vinrent aggraver l'état général de la malade. Inquiète, elle consulta un médecin. Celui-ci prescrivit une
pommade iodée et de l'iodure de potassium ; mais au bout d'une
semaine, la peau de la région sous-hyoïdienne étant devenue rouge
et par semée dequelques petits boutons, la malade cessa l'emploi de
la pommade et de l'iodure : comme elle éprouvait, en outre, une
douleur constrictive au cou, et qu'elle était incapable de travailler,
elle se rendit à l'hôpital. Comme traitement, la malade avait encore pris deux purgatifs qui n'avaient procuré aucune amélioration.

État actuel. — Maigreur prononcée, pâleur jaunâtre des téguments, apparence cachectique. Dans la région sous-hyoïdienne existe
une déformation caractérisée par une tumeur du volume d'une
moitié d'orange. Elle couvre la région occupée par les deux lobes
thyroïdes et l'intervalle qui les sépare à l'état normal. Elle s'étend
verticalement depuis la partie supérieure du cartilage thyroïde jusqu'à la poignée du sternum ; latéralement, elle a autant d'étendue
à droite qu'à gauche, et semble limitée à peu près exactement par
les muscles sterno-mastoïdiens. Vue de profil, elle touche à une
ligne qui, passant par son point culminant, irait rejoindre la sym-
physe du menton. Elle est assez régulièrement arrondie, globuleuse, lisse, à surface unie, sans bosselures ni anfractuosités. Cette
tumeur suit les mouvements d'ascension et de descente du larynx;
elle paraît adhérer aux tissus sous-jacents. En la prenant entre les
doigts, on observe que, sans être absolument immobile, elle ne se

prête qu'à de très légers mouvements de latéralité. Elle est rénitente et élastique, on y constate de la fluctuation, elle est douloureuse à la pression, la malade y ressent des battements qu'on ne
perçoit pas à la palpation; pas de souffle vasculaire.

La peau qui recouvre la tumeur est chaude et présente une teinte
rose vif mal circonscrite, qui existait déjà hier, lors de la consul-
tation; elle est œdémateuse, empâtée; on voit à sa surface trois ou
quatre petites papules rouges.

Le cou de la malade est endolori, légèrement incliné en avant,
et raidi comme pour soutenir un poids qui y serait suspendu. La
douleur entrave les mouvements de latéralité de la tête. Lorsque
la malade respire paisiblement, on n'aperçoit aucune dilatation
veineuse; mais si elle respire avec effort ou fait des mouvements de
déglutition, on voit les veines jugulaires gonflées se dessiner et faire
une saillie très évidente depuis leur embouchure jusque vers le tiers
supérieur de la tumeur.

La déglutition est gênée; la voix n'est pas atteinte dans son timbre, mais la respiration est moins facile qu'à l'état physiologique;
et l'air, en passant dans le tube laryngo-trachéal, détermine ce
bruit particulier qu'on désigne sous le nom de cornage.

Depuis sept ou huit jours, elle est en proie à une toux fréquente,
suivie, dit-elle, d'une expectoration tantôt blanche et mousseuse,
tantôt jaunâtre; cette toux ne s'accompagne pas de vomissements,
ni d'hémoptysie, mais empêche le sommeil. Il y a parfois des sueurs
nocturnes; diarrhée abondante en ce moment.

Langue un peu blanche, haleine saburrale, appétit médiocre,
plutôt faible.

De temps à autre, sifflements dans les oreilles; la malade éprouve
quelquefois une impression auditive particulière, il lui semble qu'on
fait du bruit au-dessus de sa tête.

Poumons. — A gauche, diminution de la sonorité et du murmure
vésiculaire; au sommet, saccade dans l'inspiration; respiration
soufflante, bruyante dans tout le reste du poumon. A droite, la
respiration est normale, excepté au sommet, où elle manque de
souplesse; saccade dans l'inspiration. Le tissu pulmonaire transmet
les battements cardiaques comme s'il était induré.

Pas de saillie oculaire; pupilles normales. Mais le regard a un
éclat spécial; les sclérotiques, bleuâtres et luisantes, ont cet aspect

que Laënnec a signalé chez les tuberculeux et sur lequel M. le professeur Peter a souvent appelé l'attention de ses élèves.

Tous ces signes, pris individuellement, n'auraient pas de valeur sérieuse, mais ils acquièrent une très grande puissance, lorsqu'on les groupe et qu'on les rapproche des troubles nombreux qui, depuis plusieurs mois, ont modifié si profondément la manière d'être de la malade. Il en résulte donc une forte présomption en faveur de la tuberculose pulmonaire.

Circulation. — Palpitations rares et se montrant depuis quelque temps seulement. Frémissement cardiaque sensible à la main. Souffle doux, à la base ; à la pointe, souffle systolique s'irradiant vers l'aisselle.

Dans le foie, l'estomac, la rate, rien d'anormal.

Pas d'albumine ni de sucre dans l'urine.

M. Guyon, persuadé qu'il y a du pus dans la tumeur, s'apprête à lui donner issue avec le bistouri ; cependant l'incision est différée au lendemain, mais par ce seul motif que l'heure est très avancée et qu'il n'y a pas de danger imminent. — Cataplasmes.

3 février. La malade ne se sent pas mieux. Le sommeil a été troublé par la persistance de la toux ; sueurs nocturnes abondan·tes, fatigue au réveil. La diarrhée a cessé dans la matinée.

Douleur au niveau du larynx et des parties latérales du pharynx, principalement pendant les mouvements de déglutition. Point douloureux au niveau de l'insertion supérieure du trapèze gauche. Tumeur toujours douloureuse, mais moins rouge, moins proéminente ; œdème moins marqué : cependant le stéthoscope ou le doigt appliqué sur la tumeur y laisse une dépression très distincte. Moins de fluctuation et de cornage. Bref, il y a un commencement évident de résolution.

L'état général est le même. La lésion pulmonaire est confirmée par la température locale, que nous avons prise avec toutes les précautions usitées en pareil cas. T. axil., 36,6. — T. du 2ᵉ espace intercostal droit, 35,5. — T. du 2ᵉ espace intercostal gauche, 36,2. — Pouls régulier, 84.

L'intervention chirurgicale n'est plus jugée nécessaire. On continue les cataplasmes et on prescrit une potion avec extrait de quinquina 2 grammes, eau-de-vie 30 grammes. Pour le soir, pilule d'opium de 25 milligr.

Le 4. Pas de fièvre. Appétit passable, mais la malade ne prend que du bouillon et du lait pour éviter la douleur occasionnée par le passage des aliments solides.

Rougeur occupant toute la surface du goître, dont le volume diminue sensiblement, surtout dans le sens transversal. Le cou, mesuré suivant une ligne qui passe par le point le plus saillant de la tumeur, a pour circonférence, 37 centimètres. Le goître a perdu sa forme globuleuse et doit être plus exactement comparé à un ovoïde, dont le grand axe serait dirigé verticalement. De plus, il durcit et la fluctuation se limite, dans un espace plus restreint, au niveau de la partie moyenne et antérieure. L'inflammation porte surtout sur le lobe médian, mais les lobes latéraux ne sont pas indemnes, car ils sont douloureux aussi.

La percussion indique le retour de la sonorité thoracique, excepté au sommet gauche, où il y a de la matité avec défaut d'élasticité; dans le reste du poumon, quelques gros râles, mais plus de souffle. Respiration peu gênée pendant le jour, accès d'oppression nocturnes. Toux persistante.

On prescrit des onctions d'onguent napolitain belladoné.

Le 5. La fonction respiratoire et la déglutition s'exécutent plus librement, grâce au retrait continu de la tumeur. Circonférence du cou, 35 centimètres. Les téguments de la région ont une couleur rose pâle s'éloignant de plus en plus de la périphérie; la fluctuation devient obscure, l'œdème tend à disparaître. En outre, deux plis transversaux se dessinent à l'union du tiers inférieur avec les deux tiers supérieurs du cou, deux autres au-dessus du cartilage thyroïde; ils indiquent que le goître est maintenant trop petit pour la peau qui le recouvre.

Le 8. Etat général meilleur; moins de faiblesse, la gaieté reparaît. Tumeur diminuée de volume, surtout à la partie inférieure. Mensuration : 34 centimètres. Les lobes latéraux sont facilement sentis; quoique plus volumineux que normalement, ils sont indolents, même à la pression. A la partie externe du lobe gauche un palper attentif décèle, en dehors de la sphère inflammatoire, une petite bosselure, rénitente et élastique, dont la présence laisse supposer qu'il s'agit d'un goître kystique. C'était du reste l'opinion que M. Guyon avait manifestée dès le début.

Le 9. Le cou est plus gros : 35 centimètres. On dirait que le point culminant s'est affaissé, mais que les lobes latéraux, le gauche principalement, sont plus développés ; ils sont tous deux rénitents et fluctuants, mais les téguments, à leur niveau, ont l'aspect normal. La rougeur occupe exclusivement la partie médiane. Plus d'œdème.

Le 10. Dans la région sous-maxillaire gauche, près du bord antérieur du sterno-mastoïdien, existe un ganglion gros comme une noisette, arrondi, sensible au toucher.

La forme ovoïde de la tumeur tend à faire place à la forme globuleuse. Les plis cutanés soint moins profonds à la partie supérieure ; les plis inférieurs sont presque effacés.

Le 14. Circonférence 34 1/2 cent. Quelques ganglions cervicaux engorgés, endolorissement du cou tout entier. Toux calmée par julep morphine et alcoolature d'aconit, 2 gr.

Le 17. Rougeur à peu près effacée.

Le 25. Moins de fluctuation dans la petite bosselure. On remplace les cataplasmes par du coton iodé.

1er mars. La malade se sent un peu gênée à la partie inférieure du cou. Déglutition normale.

Le 8. Hier, la malade étant sortie dans le jardin, a eu de légers frissons ; de plus, elle était altérée. Boulimie, tiraillements d'estomac, bâillements après le repas. Le goitre a grossi de près d'un centimètre, mais la pression n'y occasionne pas de douleur, ni même de sensation incommode. — Sirop d'iodure de fer.

Le 11. Depuis l'application du coton iodé, la nuque est indolente. Depuis deux jours la toux s'est montrée ; la nuit, suffocation continue, non par accès ; l'expectoration recommence ; cornage modéré, douleur intercostale à gauche.

Le 14. La fluctuation, quand on presse sur une partie de la tumeur, se transmet dans tous les autres points, comme s'il n'y avait qu'une cavité ou plusieurs cavités communiquant entre elles. Ganglion sous-maxillaire disparu.

Le 29. Mensuration, 34 cent. Sur la ligne médiane, la tumeur est tout entière au-dessous du cartilage thyroïde, sa limite inférieure est à 1 cent. au-dessus de la poignée du sternum ; les dimensions dans le sens vertical sont donc considérablement diminuées. Transversalement, la tumeur n'a que 9 centim. dont 5 du côté gauche, à partir de l'angle du cartilage thyroïde, 4 du côté droit. Plus de frémissement cardiaque, mais les deux souffles persistent. La respiration saccadée a envahi la fosse sous-épineuse gauche ; respiration toujours soufflante au sommet gauche, en avant ; faiblesse du murmure vésiculaire dans les deux fosses sus-épineuses.

Température, prise il y a 8 jours : T. ax., 36,8. - T., 2ᵉ espace interc. droit, 36°. — T., 2ᵉ espace interc. gauche, 36,2.

6 avril. La malade quitte l'hôpital. La petite bosselure gauche est remplacée par un petit noyau induré ; la tumeur dans son ensemble est, au dire de la malade, moins dure et un peu moins volumineuse qu'avant l'inflammation. Plus de suffocation ni de gastralgie. Les forces n'ont guère augmenté. Durant son séjour à l'hôpital, la malade a eu plusieurs fois de la diarrhée ; pendant quelques jours de petits accès fébriles, le soir ; de la leucorrhée pendant deux semaines ; enfin, elle se plaignait toujours de douleurs lombaires et de faiblesse dans les membres abdominaux.

Obs. III. — Goitre suppuré. Guérison.

(Thèse de Détrieux, 1879).

Le 11 octobre 1875, Lesueur (Hippolyte), 34 ans, entre à l'hôtal Lariboisière, salle Saint-Augustin, service de M. Tillaux. Cet homme est charretier. Depuis sa naissance il a une hypertrophie du lobe moyen du corps thyroïde qu'il ne sait à quelle influence rattacher. Vers le 15 septembre dernier, il s'est aperçu qu'il ne pouvait plus boutonner le col de sa chemise à cause d'une grosseur située au niveau du lobe moyen du corps thyroïde. Pendant le mois qui a précédé son entrée à l'hôpital, il a vu se développer cette tumeur, qui le gênait surtout dans les mouvements d'extension du cou.

On constate une tuméfaction du volume d'un œuf d'oie comprise entre l'os hyoïde et l'extrémité supérieure du sternum, simulée latéralement par les deux sterno-mastoïdiens, suivant les mouvements du larynx dans la déglutition. Cette tumeur est le siège de douleurs lancinantes, surtout à la pression ; elle n'est pas fluctuante.

Le 18, la tumeur présente de la fluctuation et donne issue à une sérosité roussâtre. Le lendemain, M. Tillaux pratique une incision après avoir prénétré dans la poche à l'aide d'un stylet qui fait reconnaître la présence d'alvéoles séparées les unes des autres.

Le 25, on remarque le décollement des lèvres de la plaie, mais il y a diminution de l'inflammation et de la tuméfaction. Le 2 novembre, la tuméfaction a disparu. Le 16, à la sortie du malade, il ne reste plus qu'une petite ouverture formée par le tissu du corps thyroïde, qui est aminci et bleuâtre.

Obs. IV. — Goitre enflammé. Résolution.

(Par P. Berger, service de M. le professeur Verneuil. France médicale, 16 août 1876.)

Bruel, âgé de 46 ans, homme de peine, entré à la Pitié, le 4 août 1876. Cet homme présente une tuméfaction phlegmoneuse qui a envahi toute la région sous-hyoïdienne et qui s'accompagne d'un état général sérieux.

Le 1er août, sans cause appréciable, il eut le matin, à son réveil, une hémoptysie abondante qui ne se renouvela pas. Presque aussitôt, douleur profonde devant le cou, s'exagérant par les mouvement de déglutition et accompagnée d'une dysphagie presque absolue. Le jour même, le cou se tuméfie, devient très douloureux à la pression ; il survient la lendemain une gône assez notable de la respiration, une fièvre intense accompagnée de congestion de la face, de battements dans les tempes. Ces phénomènes s'accroissent pendant trois jours après lesquels le malade vient se présenter à l'hôpital, où il se montre dans l'état suivant :

La face congestionnée est inclinée vers le thorax par l'action des sterno-mastoïdiens. En découvrant le cou, on voit aussitôt un gonflement énorme de toute la région pré-trachéale, occupant la partie inférieure des régions sterno-mastoïdiennes. Ce gonflement s'accompagne de rougeur érysipélateuse, d'œdème ; il est très douloureux à la pression. Il s'étend depuis l'angle du cartilage thyroïde jusqu'au tiers supérieur de la région pré-sternale, depuis le bord postérieur du sterno-mastoïdien gauche jusqu'au bord antérieur de son congénère.

A la palpation, peu d'adhérence à la peau, peu d'infiltration du tissu cellulaire sous-cutané, mais on sent une chaleur intense, et on constate sans peine l'existence d'une plaque dure, ligneuse, profonde, qui s'engage sous les muscles sterno-mastoïdiens et paraît même se continuer sous le sternum. Du reste pas de fluctuation. Tous les mouvements actifs du cou sont impossibles, les mouvements communiqués très limités et très douloureux.

La respiration est gênée, mais il n'y a ni sifflement trachéal, ni dyspnée notable, ni altération de la voix, à part un peu de raucité qui peut être normale chez le sujet. La déglutition est impossible. L'examen de l'arrière-gorge et du larynx ne démontre aucune affection de ces parties.

La poitrine paraît saine. Fièv. 39°. Pouls à 120 ; inappétence absolue, état saburral.

Le malade était du Cantal, département où l'hypertrophie thyroïdienne est très fréquente. Il niait d'abord avoir eu un goître, mais, bien interrogé, il finit par répondre que son cou avait toujours été gros. — Simple application de sangsues : le lendemain, le gonflement était diminué, la douleur à la pression, la rougeur avaient aussi cédé ; la température était retombée à 38°. (le soir), la déglutition pouvait se faire, quoique avec douleur, la respiration était absolument libre.

12 août. Le malade est sur le point de quitter l'hôpital avec un goître bien caractérisé, développé surtout à gauche, et présentant cette particularité qu'il est situé très bas, qu'il s'enfonce derrière le sternum, et appartient, par conséquent, à la catégorie les goîtres plongeants, rétro-sternaux.

OBS. V. — Goître enflammé à la suite d'un refroidissement. Guérison.

(Thèse de Détrieux, 1879.)

Félicité Amour, journalière, âgée de 27 ans, entrée à la Charité, le 4 janvier 1879, service de M. Chauffard. Depuis sa puberté, elle portait un petit goître limité au lobe gauche du corps thyroïde. Des applications de teinture d'iode sur la tumeur n'avaient donné aucun résultat. Il y a une quinzaine de jours, au moment de ses règles, la malade a été exposée pendant plus d'une heure à un courant d'air froid. Quelques heures après, elle a vu l'écoulement menstruel s'arrêter ; elle a été prise de frisson et de fièvre, puis un gonflement considérable, accompagné de fortes douleurs, s'est montré rapidement au niveau du goître.

4 janvier. On constate que le lobe gauche du corps thyroïde forme une tumeur très saillante, chaude, sans changement de coloration à la peau, très douloureuse, soit spontanément, soit à la pression, soit dans les mouvements de la tête dans lesquels le sterno-mastoïdien gauche se tend et bride fortement les parties sous-jacentes. La main ne perçoit à ce niveau aucun battement ; la douleur est trop forte pour permettre l'application du stéthoscope et la recherche des bruits de souffle. La déglutition est extrêmement pénible, mais s'opère sans accident, sans chute du bol alimentaire dans les voies aériennes. La respiration est constamment un peu gênée, mais sans fréquence excessive, sans altération de rhythme, sans cornage, plus fréquente la nuit et plus difficile. La malade, fréquemment réveillée par de courts accès de suffocation, est très pâle ; les conjonctives sont décolorées, les globes oculaires ne sont pas saillants ; il n'y a ni souffle cardiaque, ni signes stéthoscopiques du côté des poumons. On aperçoit le mouvement ascensionnel de la tumeur dans le deuxième temps de la déglutition. — Cataplasmes.

6 janvier. Aucune amélioration n'ayant été obtenue, on applique 20 sangsues et on laisse saigner les piqûres pendant deux heures. Le lendemain, le soulagement est complet ; la dyspnée et la dysphagie ont disparu. Le sommeil a été possible. La tumeur a à peu près conservé ses dimensions, mais elle est souple, se laisse mieux explorer, bien que la pression soit encore un peu douloureuse.

Pendant la semaine suivante, on fait des frictions d'onguent napolitain, puis des applications de coton iodé. La tumeur devient molle, souple, indolente, affaissée ; et les dimensions sont les mêmes que celles que présentait le goître avant la poussée inflammatoire. Pas de battements, ni de souffle, l'état général est satisfaisant ; la malade sort guérie, le 14 janvier.

Obs. VI. — Goitre enflammé à la suite d'un refroidissement. Résolution.
(Thèse de Rœllinger, 1877.)

Marie B..., 20 ans, journalière, entrée le 17 février 1877, à Lariboisière, service de M. Ollivier. Métrite et vaginite avec écoulement purulent abondant. Le 25 février, au soir, la malade se lève pour prendre ses injections ; bientôt après elle se sent prise de froid et éprouve un frisson assez intense et d'une certaine durée. Le lendemain matin, la malade accuse une douleur profonde dans la moitié droite du cou, douleur qui augmente à la pression et pendant les mouvements de déglutition, au point que la malade ne peut rien manger. Cette malade a eu dans son jeune âge un commencement de tuméfaction du corps thyroïde, qu'elle a traité par l'éponge brûlée. Depuis ce temps, dit-elle, son cou est toujours resté un peu gros, surtout du côté droit.

La fièvre, allumée la veille, augmente d'intensité. La région prétrachéale est tuméfiée, rouge, très chaude, très douloureuse à la pression. La tumeur comprend le lobe thyroïde droit et s'étend depuis l'os hyoïde jusqu'au sternum et à la clavicule. Pas de fluctuation ; veines dilatées. Le sterno-mastoïdien paraît contracturé. Rien d'anormal dans la gorge. T. 38,6, le soir.

Le 27, la respiration est gênée, la voix faible et rauque, rien d'anormal dans la poitrine. On prescrit des frictions avec l'onguent napolitain belladoné ; cataplasmes.

Le 28, face congestionnée et céphalalgie. Deux jours plus tard, la respiration est devenue normale ; mais la fièvre persiste et le pouls est toujours fréquent.

5 mars. Plus de fièvre. La tumeur a considérablement diminué, mais elle est dure et encore douloureuse à la pression. Le 12, plus de douleur locale ; la malade mange comme à l'ordinaire. Les jours suivants, on badigeonne le cou avec de la teinture d'iode, et le 15 avril, le lobe enflammé est revenu à peu près à son volume normal, mais conserve un certain degré d'induration.

Obs. VII. — Goitre enflammé. Mort par suite de la gêne de la respiration
(Lebert. Physiologie pathologique, 1845.)

Une femme, âgée de 52 ans, avait depuis plusieurs années une
hypertrophie de la glande thyroïde qui n'avait guère dépassé le
volume d'un œuf de dinde, lorsqu'elle fut prise, au mois de février
1843, d'une inflammation intense de la glande thyroïde et des
bronches. La glande avait, en peu de jours, presque triplé de volume, sans que cependant la peau qui la recouvrait eût été altérée.
La compression de la trachée-artère et des gros vaisseaux qui en
résultait rendait la respiration de plus en plus gênée, et peu à peu
se développèrent les symptômes d'une véritable asphyxie. La malade succomba un mois après l'invasion de cette maladie, ayant
beaucoup souffert. surtout pendant les derniers jours.

Obs. VIII. — Goitre enflammé. Suppuration et fonte d'une bonne partie du
goitre. (Lebert. Physiologie pathologique, 1845.)

Un homme de Bex, en Suisse, âgé de 51 ans, d'une bonne constitution, avait un goitre depuis l'âge de 12 ans, et, comme il
n'avait jamais rien fait pour le faire diminuer, celui-ci avait acquis un volume fort considérable, presque celui d'une tête de fœtus
à terme.
Au mois de février 1840, ce goître commença à s'enflammer fort
heureusement dans sa partie antérieure ; il y eut successivement
des abcès considérables, qui, au début, amenèrent des accidents de
compression, mais qui se dissipèrent sous l'influence des antiphlo-
gistiques, des émollients, de l'iodure de potassium, et l'ouverture
prompte des foyers.
Plus tard se forma un vaste abcès sur la partie antérieure de la
glande. Au bout de quelque temps s'y creusèrent même plusieurs
profondes crevasses de 7 à 9 millim. de longueur sur 9 à 15 de
profondeur, dont les parois étaient couvertes de granulations

rougeâtres et sécrétaient un pus abondant et de bonne nature. La
suppuration dura pendant plus d'une année, et on l'entretint par
des cataplasmes et des onguents digestifs. Peu à peu le volume du
goitre diminua, et lorsqu'au bout d'un an et demi les derniers ul-
cères s'étaient cicatrisés, il restait à peine le quart de la tumeur
entière.

Obs. IX. — Goitre suppuré. Infection purulente. Mort,
(Par le Dr Paul Oulmont, chef de clinique médicale à l'Hôtel-Dieu.
France médicale, 1880).

Cousto (Herminie), 26 ans, entrée le 23 juin, service de M. le
professeur Sée. C'est une grosse fille de la campagne, robuste;
elle porte un goître depuis 12 ans. De 15 à 18 ans, les règles ont
été, à plusieurs reprises, accompagnées d'un érysipèle de la face,
léger et disparaissant en cinq ou six jours. Un érysipèle du même
genre est survenu il y a deux mois, au moment de la menstruation.
C'est encore un érysipèle, survenu le 19 juin, en même temps que
les règles, qui la fait entrer à l'hôpital. Mais cette fois, les phénomènes généraux sont beaucoup plus accusés que dans les érysi-
pèles précédents. En outre, le 20 juin, le goître, toujours indolent,
augmente de volume et devient douloureux.

Le 23 juin, on constate l'état suivant : fièvre intense (T. axill,
41°), abattement, langue un peu sèche, anorexie, ventre un peu
tendu et diarrhée légère. Une plaque érysipélateuse rouge, livide,
occupe le côté gauche du nez et la moitié interne de la joue gauche.
La tumeur thyroïdienne a le volume d'une petite orange ; il existe
à son niveau, sur la ligne médiane seulement, de la rougeur et de
la chaleur. La pression, les mouvements du cou, la déglutition
provoquent une vive douleur.

Le 25. L'érysipèle occupe toute la joue ; rougeur diffuse au niveau de la tumeur thyroïdienne.

Des phénomènes d'infection purulente éclatent : frissons violents,
douleur intense avec gonflement, rougeur et chaleur au niveau du
coude gauche ; diarrhée persistante, température oscillant entre 40
et 40,6 ; bientôt l'articulation tibio-tarsienne gauche se prend à
son tour. Râles sonores dans toute la poitrine. La prostration ne

fait que s'accroître, lèvres et dents fuligineuses. La langue est cuite, le ventre ballonné. Mais l'érysipèle s'est éteint rapidement ; la thyroïdite a suivi une marche rétrograde ; le corps thyroïde est infiniment moins douloureux ; on sent, à sa partie antérieure, sur la ligne médiane, une certaine mollesse dans l'étendue d'une pièce de 5 fr.

Du 1er au 4 juillet, l'état septique s'accentue de plus en plus. Délire intense la nuit ; le jour, prostration absolue ; ventre ballonné et diarrhée, vomissement bilieux ; râles plus nombreux, sonores et humides, avec submatité, et respiration soufflante à gauche, vers la racine des bronches. Indolence presque complète du corps thyroïde et des jointures. La malade meurt le 4 au matin, avec une température de 42°.

Autopsie. Le goître a le volume d'une petite orange ; il est formé de trois lobes à peu près également développés. Le lobe moyen est transformé en une poche purulente, à paroi fibreuse, épaisse de 1 à 2 millim., et renfermant un pus épais, grisâtre et sanguinolent. Les autres lobes répondent au type hyperplasique folliculaire de Virchow, avec prédominance du tissu interstitiel.

La trachée est saine ; aucune fissure communiquant avec le kyste.

Poumon. Congestion peu intense, sauf dans le lobe inférieur gauche. Là, deux foyers de splénisation de 4 à 5 centimètres de diamètre, rouge bleuâtre, à peine crépitants, s'enfonçant en partie dans l'eau, mais que l'on peut encore insuffler.

Articulation tibio-tarsienne.— Elle contient environ une cuillerée de pus verdâtre. Les cartilages, à l'œil nu, conservent leur aspect brillant et poli ; la synoviale est pâle, non tuméfiée. Le coude n'a pas été ouvert.

Reins. — Tuméfiés. Dans le rein gauche, infarctus blanchâtre, en forme de pyramide à base périphérique. Il est entouré d'une zone rougeâtre. Il occupe toute l'écorce et pénètre en forme de coin allongé dans la substance médullaire. Dans le rein droit, deux infarctus semblables, l'un du volume d'un gros pois, l'autre plus petit.

Foie et rate normaux, non diffluents. *Cœur* mou et pâle. *Sang* : au microscope, grande quantité de bactéries.

Obs. X. — Goitre suppuré dans la convalescence d'une fièvre typhoïde.
Guérison.

(Thèse de Pinchaud, 1881.)

Gaillard St..., âgé de 22 ans, entré le 11 août 1880, à la salle Saint-Jérôme, hôpital Lariboisière. Cet individu, atteint d'une fièvre typhoïde qui présente les symptômes ordinaires, porte un goitre d'un volume moyen et d'une consistance assez marquée ; la peau qui le recouvre a son état normal.

La fièvre typhoïde évolue classiquement jusqu'au 28 août ; mais, le 29, le malade se plaint d'une douleur accentuée au niveau du cou ; on constate à la surface du goitre une légère rougeur. Les jours suivants, la douleur persiste, la rougeur s'étend, le goitre augmente de volume ; la température, tombée à 37, remonte à 38,6. Le 1er septembre, la consistance du goitre a diminué, mais on ne perçoit pas de fluctuation. La respiration et la déglutition sont gênées.

Le 6, le goître présente un volume double, la peau est très rouge, il y a de l'œdème ; enfin, la fluctuation est très nette dans toute l'étendue du goitre. Le 8, une incision pratiquée sur le point le plus saillant donne issue à une grande quantité de pus. On met un drain au fond de la plaie et on applique un pansement de Lister. Deux jours plus tard, la température n'est plus que de 37°, et les phénomènes de compression ont disparu. Des injections phéniquées sont faites tous les jours dans la plaie. La tumeur revient peu à peu sur elle-même et le malade peut, la plaie étant complètement cicatrisée, passer à Vincennes dans les premiers jours d'octobre.

La circonférence du cou, qui était, à l'entrée, de 54 centim. au niveau de la partie moyenne, ne dépasse pas sensiblement les dimensions ordinaires. On sent à peine deux ou trois petits noyaux sur les côtés du larynx.

Obs. XI. — Goitre suppuré pendant la convalescence d'une fièvre typhoïde, Hypertrophie et engorgement chronique du corps thyroïde, persistant, dans la suite, pendant plus d'une année.

(Observation du Dr Barié. Thèse de Pinchaud, 1881.)

Marie Ch..., 25 ans, couturière, entrée à Necker, service de M. le prof. Potain, le 23 octobre. Originaire d'Alsace. Elle a un goitre peu volumineux, existant depuis sept années, et ne lui ayant jamais causé la moindre gêne.

La malade présente, à son entrée, tous les signes d'une dothiénentérie d'intensité moyenne. Cette fièvre suit son cours, sans complication, jusqu'au 22 novembre. A cette époque, la fièvre était tombée depuis dix jours ; la malade, en pleine convalescence, commençait à manger, lorsque, sans cause apparente, elle se plaint, le soir, de céphalgie, de courbature ; l'appétit a disparu, la langue est blanche et sèche. Ce malaise persiste pendant deux ou trois jours ; à ce moment la malade accuse une douleur sourde au niveau de la partie antérieure du cou. Pendant les jours suivants, le corps thyroïde se tuméfie rapidement ; du volume d'une noix, il devient bientôt gros comme les deux poings ; à la palpation, on perçoit de l'empâtement et des battements vasculaires profonds. La température monte à 39,4 ; le pouls bat 116 fois ; la peau, au niveau de la tumeur, prend une teinte rouge violacé, l'empâtement est moins net ; de vives douleurs lancinantes provoquent l'insomnie, le cou est immobilisé et les moindres mouvements sont douloureux. On applique 10 sangsues ; cataplasmes émollients.

Le 3 décembre, fluctuation à la partie supérieure de la tumeur, dans un espace large comme une pièce de 5 fr. On fait une ponction avec le bistouri, et il s'en écoule environ 150 gr. d'un pus épais, verdâtre et infect. A partir de ce moment, amélioration extrême de l'état de la malade ; la fièvre tombe au bout de quatre jours. Néanmoins, pendant près d'une semaine, la tumeur continue à suppurer ; peu à peu la plaie se tarit et se cicatrise, et le 28 décembre la malade quittait l'hôpital.

A cette époque, le goitre avait le volume du poing et il se présentait avec un aspect particulier : aplati et déprimé dans la partie où s'était établie la suppuration, il était surtout volumineux dans les deux tiers inférieurs, où persiste une sorte d'engorgement chronique donnant à la palpation une sensation de rénitence extrême, et persistant encore dans le même état pendant près d'une année.

Obs. XII. — Goitre suppuré avec gangrène pendant la convalescence d'une fièvre typhoïde. Guérison.

(Observation de Lebert. Thèse de Simon, 1880.)

Une domestique de 32 ans, atteinte de fièvre typhoïde d'intensité moyenne, voit, au début de sa convalescence, la fièvre se rallumer en même temps que le goitre, dont elle est affectée depuis longtemps, gonfle et devient douloureux. Six jours après, rougeur de la peau et fluctuation profonde. Les phénomènes de compression sont peu marqués. La fluctuation devient superficielle, et, quatorze jours après le début de l'affection, on ouvre l'abcès, qui fournit une assez grande quantité de pus. Au bout de deux jours, de petits lambeaux gangrénés apparaissent au niveau de l'ouverture de l'abcès : on les excise. L'orifice se rétrécit, mais il reste une fistule qui ne se tarit que deux mois et demi plus tard. A cette époque, la malade est complètement guérie.

Obs. XIII. Goitre kystique enflammé à la suite d'un mal de gorge. Suppuration. Guérison.

(Mémoire de Fleury sur le goitre kystique. In Gaz. méd., 1856.)

Une femme, âgée de 45 ans, entre à l'Hôtel-Dieu de Clermont, le 19 sept. 1855. Depuis vingt ans, elle portait à la partie antérieure du cou une tumeur du volume d'un œuf. Mais au mois de mai dernier, à la suite d'un mal de gorge, cette tumeur grossit d'une manière sensible, sans douleurs bien vives néanmoins. Le 16 sept. elle y éprouve presque subitement un sentiment de brûlure très vive, la respiration devient difficile ; la malade se hâte de réclamer les secours de l'art.

La tumeur a le volume d'un petit melon ; elle est lisse, arrondie, et fait au-dessous du menton une saillie énorme. La compression qu'elle exerce sur les voies respiratoires est tellement prononcée, que la malade est forcée de rester assise dans son lit et n'ose prendre une position horizontale.

Un point fluctuant est perçu au centre de la tumeur; la peau qui la recouvre est légèrement violacée et très amincie. Une ponction, pratiquée avec le bistouri, donne issue à une grande quantité de pus phlegmoneux ; les parois de la tumeur se sont immédiatement affaissées. L'incision est agrandie et arrive à la partie la plus déclive du foyer. On remplit de charpie l'intérieur du kyste. Des pansements répétés matin et soir, et précédés par des injections émollientes d'abord, puis détersives, sont continuées pendant dix-huit à vingt jours.

La tumeur se resserre, l'ouverture ne donne issue qu'à un liquide clair et séreux, dont l'écoulement se tarit à la longue. La malade quitte l'hôpital le 28 octobre.

Obs. XIV. — Goitre kystique enflammé à la suite d'efforts de vomissements. Résolution incomplète. Guérison définitive après injection iodée.

(Mémoire de Fleury sur le goitre kystique. In Gaz. méd., 1856.)

Un jeune homme, âgé de 19 ans, entre à l'hôpital le 10 sept. 1853. Il est d'une bonne santé habituelle; mais depuis dix à douze jours, il ressent des douleurs dans une tumeur qu'il porte au cou. A la suite de violents efforts de vomissements, cette tumeur a acquis le volume d'une grosse orange. Elle siège au côté droit de la région cervicale. elle est bien circonscrite, demi sphérique, sans changement de couleur à la peau, douloureuse à la pression, et gêne les mouvements de la tête. Le malade l'avait depuis dix-huit mois, mais elle n'était pas plus grosse qu'un œuf de pigeon. Elle est restée indolente jusqu'au moment où l'affection actuelle s'est manifestée.

Sensation de fluctuation profonde. Sangsues, cataplasmes, repos, diète.

Les douleurs disparaissent. La tumeur est moins saillante, mais non revenue à son volume primitif. On y sent plus facilement la présence d'un liquide qui paraît renfermé dans une enveloppe épaisse. Dans la pensée que cette phlegmasie spontanée n'amènerait pas la résorption du liquide épanché, on fait, le 25 septembre, une ponction suivie d'une injection iodée. Issue de 80 grammes d'un liquide analogue à du petit-lait. La tumeur est revenue sur elle-même après la ponction. Le malade quitte l'hôpital le surlendemain. Il a été revu plus tard ; la résolution était complète.

Obs. XV (De Jean-David Mauchart). — Goitre suppuré. Guérison.
(In naturæ curiosorum Ephemerides, 1712. Obs. XVII. De struma feliciter suppurata.)

Il y a dix ans, une paysanne, âgée de 40 ans, avait contracté un goitre de la grosseur du poing, en voulant mettre sur sa tête un paquet d'herbes humides. En moins de huit jours, elle ressentit par tout le corps un frisson court, mais violent, auquel succéda une chaleur excessive ; en même temps elle était prise de soif, d'une lassitude énorme, de constipation, d'anorexie et de céphalalgie. D'abord, elle s'abstient de tout médicament, mais sentant qu'elle s'affaiblit beaucoup et que son état s'aggrave, elle me demande conseil (décembre 1702). Prescription: aq. angel, galeg. carduib. etc. Deux jours après, elle revient ; les remèdes prescrits ont procuré de l'amélioration, la chaleur exagérée a disparu, l'appétit renaît, le ventre est libre. Mais la soif persiste, le cou tout entier présente de la rougeur ; cette rougeur est plus prononcée au niveau du goitre, qui est le siège d'une tension douloureuse et de battements. J'engage la malade à continuer sa mixture, et à appliquer sur le goitre un emplâtre de diachylon qu'elle recouvrira de cataplasmes composés de substances émollientes et de racine de scrofulaire. A trois jours de là, cessation de tous les phénomènes graves ; la tumeur est devenue molle ; au palper, on y constate de la fluctuation. Une incision pratiquée avec la lancette donne issue à un pus bien cuit et soulage beaucoup la malade.

Le chirurgien maintient la plaie ouverte pendant quelque temps. Ainsi cette femme a été complètement délivrée, et des malheurs qu'on lui avait prédits, et de sa bronchocèle. Son cou n'est pas plus gros que s'il n'avait jamais été affecté de goitre.

MARC-AURÈLE SÉVERIN.—De recondItâ abscessuum naturâ, in-4, Francfort, 1643.

BONET. — Sepulchretum, t. III, De tum. p. n lib. 4, sect. 2, p. 262.

MAUCHART. — Naturæ curiosorum Ephemerides. 1712, Centuria I et II; Obs. XVII, p. 67. De struma feliciter suppurata.

J.-L. PETIT. — Œuvres complètes, 1837, p. 418.

HÉVIN. — Cours de pathologie et de thérapeutique chirurgicales, p. 229, in-8, Paris, 1780.

CARRON. — De l'inflammation du bronchocèle, in Journal de médecine de Sédillot, t. XLIX, janvier 1814.

RULLIER. — Art. Goitre, in Dictionnaire des sciences médicales, t. XVIII, 1817.

BOYER. — Traité des maladies chirurgicales et des opérations qui lui conviennent. 4e édit., 1831.

SACCHI. — Mémoires et observations sur les diverses altérations du corps thyroïde. Ann. univ. di méd,, décemb. 1832, et Archives générales de médecine, 1833, 2e série, t. II, p. 246.

LÆWENHARDT. — Archives générales de médecine, 1844, 4e série, t. V, p. 215.

LEBERT. — Physiologie pathologique, 1845, t. I.

FLEURY. — Mémoire sur le goitre kystique Gaz. méd., 1856.

BAUCHET. — Thyroïdite et goitre enflammé. Gaz. hebd., 1857.

THIRION. — Observation d'un goitre volumineux, inflammation et suppuration. Gaz. des hôpitaux, 1860.

MARTINACHE. — Thèse, 1861.

HOLMES. — American Journal of medical Science, janvier 1873.

VIRCHOW. — Pathologie des tumeurs, t. III, p. 236.

RŒLLINGER. — Thèse, 1877.

KOCHER. — Traité de la thyroïdite aiguë. Berlin. Klinisch. Wochenschrift, n° 17, 26 avril 1878.

GOSSELIN. — Clinique chicurgicale de la Charité, t. III, 1879.

DÉTRIEUX. — Thèse, 1879.

LABOULBÈNE. — Nouveaux éléments d'anatomie pathologique descriptive et histologique, 1879.

BOURSIER. — De l'intervention chirurgicale dans les tumeurs du corps thyroïde. Thèse d'agrég., 1880.

SIMON. - Thèse, 1880.

PINCHAUD. — Thèse, 1881.

Paris. — A. PARENT, imprimeur de la Faculté de médecine, rue Monsieur-le-Prince, 31.
A. DAVY, successeur.